Thomas Heinze
Stoma ohne Koma

Thomas Heinze

STOMA

OHNE

KOMA

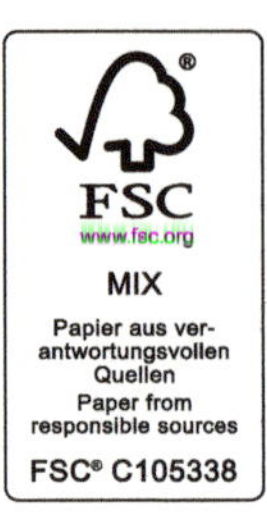

Bibliografische Information der Deutschen Nationalbibliothek: Die Deutsche Nationalbibliothek verzeichnet diese Publikation in der Deutschen Nationalbibliografie; detaillierte bibliografische Daten sind im Internet über http://dnb.dnb.de abrufbar.

Lektorat: Anja Heinze
Weitere Mitwirkende: Anja Heinze

Verlag: BoD · Books on Demand GmbH, In de Tarpen 42, 22848 Norderstedt, bod@bod.de

Druck: Libri Plureos GmbH, Friedensallee 273, 22763 Hamburg
ISBN: 978-3-7693-5128-6

INHALTSVERZEICHNIS

VORWORT

Dieses Buch widme ich meiner Familie, ohne die ich die Höhen und Tiefen meiner Reise niemals bewältigt hätte.

Eine Diagnose, die das Leben von einem Moment auf den anderen auf den Kopf stellt, ist nie leicht zu verkraften. Sie verändert nicht nur den eigenen Alltag, sondern auch das Leben der Menschen, die einem nahestehen. In meinem Fall hatte ich das große Glück, auf eine Familie zählen zu können, die immer für mich da war – bedingungslos, voller Liebe und mit einer Stärke, die mich oft selbst erstaunt hat. Meiner Ehefrau Anja möchte ich von ganzem Herzen danken. Deine Geduld, deine Fürsorge und dein unerschütterlicher Glaube daran, dass wir diese Herausforderung gemeinsam meistern würden, haben mir den Mut gegeben, weiterzumachen. Du warst mein Fels in der Brandung, wenn ich mich verloren fühlte, und meine größte Stütze in den dunkelsten Momenten.

Und Jonas, mein lieber Sohn – deine Lebensfreude und dein Lächeln   waren oft das Licht, das mich daran erinnerte, wofür es sich zu kämpfen lohnt. Du hast mir gezeigt, wie wichtig es ist, trotz allem das Schöne im Leben zu sehen und niemals aufzugeben.

Dieses Buch soll nicht nur meine Geschichte erzählen, sondern auch ein Zeichen meiner Dankbarkeit sein, denn ohne euch – ohne eure Liebe, eure Kraft und eure Unterstützung – wäre ich heute nicht hier, um meine Erfahrungen zu teilen.

Vielen Dank, dass ihr mir geholfen habt, auch in der schwersten Zeit meines Lebens den Mut und die Hoffnung nicht zu verlieren. Dieses Buch ist für euch – und für all jene, die sich ebenfalls auf eine Reise begeben müssen, die denken, sie müssten es alleine schaffen.

Ich möchte mich von Herzen bei allen Ärzten, Pflegekräften und Krankenschwestern der Station B1-B3 im Helios Krankenhaus Krefeld bedanken, die mich im letzten Jahr begleitet haben. Ihre Fürsorge, Geduld und Kompetenz haben mir in einer schwierigen Zeit unglaublich geholfen. Sie waren nicht nur medizinisch, sondern auch menschlich eine große Stütze für mich. Dafür bin ich unendlich dankbar.

KURZE EINFÜHRUNG: WARUM DIESES BUCH?

Willkommen bei „Stoma ohne Koma"! Wenn du dieses Buch in den Händen hältst, bist du vielleicht selbst betroffen, ein Angehöriger oder einfach jemand, der mehr über das Leben mit einem Stoma erfahren möchte. Vielleicht bist du gerade erst mit der Diagnose konfrontiert worden, stehst kurz vor einer Operation oder versuchst, deinen neuen Alltag zu bewältigen. Ganz gleich, in welcher Situation du dich befindest – dieses Buch ist für dich.

Ich habe es geschrieben, weil ich selbst diesen Weg gegangen bin. Die Diagnose kam wie ein Schock, die Operation war ein riesiger Einschnitt, und der Alltag danach – nun ja, sagen wir, er war alles andere als einfach. Aber irgendwann habe ich gelernt, nicht nur mit meinem Stoma zu leben, sondern mein Leben wieder in die Hand zu nehmen. Das möchte ich mit dir teilen.

Dieses Buch ist kein medizinisches Lehrbuch und auch keine Anleitung im klassischen Sinne. Es ist ein Begleiter, der praktische Tipps, ehrliche Erfahrungen und vor allem Mut vermitteln soll. Denn eines habe ich gelernt: Ein Stoma verändert vieles, aber es nimmt dir nicht die Kontrolle über dein Leben. Im Gegenteil, es kann ein Anlass sein, Dinge neu zu entdecken und zu schätzen.

Du wirst hier keine geschönten Geschichten lesen, sondern echte Erlebnisse – mit all ihren Höhen und Tiefen. Ich werde dir von meinen Fehlern und Erfolgen erzählen, von Tränen und Lachern, von den kleinen und großen Siegen im Alltag. Dabei hoffe ich, dass du dich an vielen Stellen wiederfindest und dieses Buch dir das Gefühl gibt: Du bist nicht allein.

Also lass uns gemeinsam auf diese Reise gehen. Mit einer Prise Humor, einer guten Portion Ehrlichkeit und vor allem mit ganz viel Zuversicht. Denn das Leben mit einem Stoma ist kein Koma – es ist ein Neuanfang. Und dieser Neuanfang kann kraftvoller sein, als du es dir vielleicht gerade vorstellen kannst.

1.0. DIE DIAGNOSE
UND PLÖTZLICH IST ALLES ANDERS

Es begann vor einigen Jahren an einem scheinbar ganz normalen Tag. Ich war beschäftigt, wie immer, als ich ein leichtes, dumpfes Unwohlsein verspürte. Zunächst ignorierte ich es, wie man es oft tut. Ich dachte, es würde von allein verschwinden – vielleicht eine Magenverstimmung oder eine Überanstrengung. Doch aus dem leichten Ziehen wurde mehr – ein Schmerz, der nicht mehr zu ignorieren war. Nach einigen Stunden, die sich wie eine Ewigkeit anfühlten, entschied ich mich, zum Arzt zu gehen. Die erste Untersuchung ergab eine Entzündung im Darm und konnte gut mit Medikamenten behandelt werden. Zunächst machte ich mir darüber keine großen Gedanken. Die Schmerzen waren weg und ich fühlte mich wieder gesund. Doch nach einiger Zeit traten die Symptome erneut auf und der Arzt stellte bei mir eine Sigmadivertikulitis* fest. Auch dieses Mal konnten Medikamente die Entzündung heilen. Also noch kein Grund zur Panik.

Als Sigmadivertikel werden in der Medizin Ausbuchtungen (Divertikel) an einem bestimmten Darmabschnitt, dem Sigmadarm oder S-darm, bezeichnet. Der Name dieser Divertikel leitet sich von der lateinischen Bezeichnung dieses Darmabschnitts ab: colon sigmoideum. Kommt es beispielsweise durch Stuhlansammlungen in einem Sigmadivertikel zu einer Entzündung der Ausbuchtungen, sprechen die Ärzte von einer Sigmadivertikulitis.

Im Laufe der Jahre wurden die Abstände zwischen den Entzündungen jedoch immer kürzer und der Krankheitsverlauf verschlimmerte sich. Jedes Mal halfen mir Medikamente (Antibiotika) und etwas Ruhe um wieder auf die Beine zu kommen. Doch dann kam das Jahr 2024 um genau zu sein, der 26.01.24.

Dieses Jahr begann eigentlich unspektakulär, bis ich plötzlich wieder einen Entzündungsschub hatte. Ich fuhr wie immer zu meinem

Hausarzt mit dem Gedanken, ein paar Tabletten und etwas Ruhe und dann wird das schon. Doch dieses Mal war es anders. Er überwies mich direkt ins Krankenhaus. Die Ärzte im Krankenhaus untersuchten mich gründlich. Blutabnahme, Ultraschall und ein CT-Scan mit Kontrastmittel wurden durchgeführt. Die Ärzte waren zuversichtlich, dass sie die Entzündung auch dieses Mal mit Medikamenten in den Griff bekommen. Ich wurde zwar stationär aufgenommen, aber durch Infusionen und Schonkost ging es mir schnell besser. Und tatsächlich, nach einer Woche durfte ich nach Hause. Die Erleichterung war groß.

Doch kaum ein Monat später, im März, stand ich wieder da, mit den gleichen Symptomen. Die Schmerzen, die Unsicherheit – alles kehrte zurück. Wieder Krankenhaus, wieder Infusionen, in der Hoffnung, dass es diesmal endgültig vorbei wäre. An diesem Zeitpunkt kam das erste Mal das Thema Operation auf. Es könnte nötig werden den Teil des Darms, der ständig entzündet ist zu entfernen, sagte ein Arzt zu mir. *Ich dachte eine OP? Muss das wirklich sein? Aber vielleicht ist es auch die Lösung und danach habe ich endlich Ruhe.*

Dann kam der April, und mit ihm die nächste Entzündung. Diesmal war die Diagnose im Krankenhaus jedoch etwas anders. Verdacht auf Harnwegentzündung und ein neuer Schub der Entzündung im Darm. Die Entzündung hatte sich zu einer gedeckt perforierte Sigmadivertikulitis* entwickelt.

Das heißt, dass es zu einem Durchbruch kommt. Das kann zu einer Bauchfellentzündung oder einem akuten Abdomen führen.

Bei einer gedeckten Perforation ist das Problem, dass sich ein Abszess neben dem Darm bilden kann. Das kann die Behandlung schwieriger machen.

Die Medikamente und Infusionen reichten nun nicht mehr aus. Der behandelnde Arzt schlug vor, nun ein Stück des erkrankten Darms zu entfernen. Der Gedanke an eine Operation jagte mir Angst ein, doch gleichzeitig war ich voller Hoffnung. Er sagte: „Es kann zu Komplikationen kommen, und es wird dann ein künstlicher Darmausgang notwendig sein."

Ein künstlicher Darmausgang. Die Worte hallten in meinem Kopf wider, als hätte jemand die Zeit angehalten. Ich spürte, wie mir der Boden unter den Füßen weggezogen wurde. *Was bedeutete das? Wie würde mein Leben aussehen? Würde ich jemals wieder normal leben können?* Ich stellte eine Frage nach der anderen, doch die Antworten waren so medizinisch und distanziert, dass sie mich kaum erreichten. Die Ärzte erklärten die Notwendigkeit des Eingriffs und die Chancen, doch alles, was ich hörte, war die Angst und die Sorgen.

Bei der Vorbereitung für die Operation zeichnet der Arzt mit einem Filzstift mögliche Positionen für ein Stoma auf meinen Bauch. Wir machten noch Spässe darüber. „Sieht ein bisschen aus wie eine Dartscheibe", sagte ich zu meiner Frau.

Nach dieser ersten Operation fühlte ich mich tatsächlich erleichtert. Ich wachte auf und hatte kein Stoma! Kein künstlicher Darmausgang, wie er mir zuvor als Möglichkeit in den Raum gestellt worden war. Es schien, als hätte ich Glück gehabt – zumindest dachte ich das. Doch dieses Gefühl hielt nicht lange an.

Nur zwei Tage nach meiner Entlassung aus dem Krankenhaus änderte sich dann alles. Die Schmerzen waren wieder da, schlimmer als zuvor. Es gibt Momente im Leben, die alles auf den Kopf stellen. Für mich war es der Abend, an dem ich die Diagnose erhielt. Ich erinnere mich noch genau an die Worte des Arztes:" „Wir müssen erneut operieren," sagte er mit ruhiger Stimme. „Ein Stoma ist nun unumgänglich, damit der restliche Teil vom Darm verheilen kann." Es hatte sich ein Abszess gebildet und es bleib keine Zeit mehr zu Warten.

Vielleicht kennst du dieses Gefühl. Die Gedanken kreisen: *Warum ich? Was bedeutet das? Wie soll es weitergehen?* In diesen ersten

Stunden war ich wie betäubt. Alles, was ich wusste, war, dass etwas großes, unvermeidliches auf mich zukam, und ich hatte keine Ahnung, wie ich damit umgehen sollte.

Doch inmitten des Schocks gab es auch einen Moment der Klarheit. Ich begriff, dass ich vor zwei Entscheidungen stand: Mich zu verkriechen und aufzugeben oder mich der Herausforderung zu stellen. Ich entschied mich für Letzteres – auch wenn ich damals noch nicht wusste, wie dieser Weg aussehen würde.

2.0. DIE OP
EIN GROSSER SCHRITT

In diesem Kapitel möchte ich dir nicht nur die technischen Aspekte der OP näherbringen, sondern auch die Emotionalen. Es ist wichtig, sich darauf vorzubereiten. Mit den richtigen Informationen, der Unterstützung durch dein Umfeld und vor allem mit Geduld mit dir selbst kannst du diese Herausforderung bewältigen. Und eines kann ich dir versprechen: Der erste Schritt mag schwer sein, aber er führt dich in ein neues, lebenswertes Kapitel deines Lebens.

Wenn die Diagnose der Sturm ist, dann ist die Operation das Erdbeben. Der Gedanke daran war für mich beängstigend und beruhigend zugleich. Einerseits wusste ich, dass dieser Eingriff unvermeidlich war und der einzige Weg, meine Gesundheit zu retten. Andererseits konnte ich mir kaum vorstellen, wie mein Leben danach aussehen würde.

Die Stunden vor der OP waren eine emotionale Achterbahnfahrt. Ich stellte mir unzählige Fragen: *Wie wird mein Körper nach der OP aussehen? Werde ich mich jemals wieder normal fühlen? Wie reagiert meine Familie?* Gleichzeitig versuchte ich, mich mit praktischen Vorbereitungen abzulenken.

Kurz vor der OP selbst herrschte eine seltsame Ruhe in mir. Meine Frau begleitete mich bis kurz vor den OP-Bereich und sprach mir Mut zu. Ich erinnere mich noch an ihre ruhigen und liebevollen Worte, an die Krankenschwester, die mich in den OP-Bereich brachte, und an die warme Decke, die sie mir gab, bevor die Narkose wirkte. Dann wurde alles schwarz.

Ablauf der Operation

Der Chirurg öffnete den Bauchraum und entfernte das erkrankte Gewebe, bzw. den betroffenen und erkrankten Darmabschnitt. Das Stoma wurde angelegt, indem oberhalb des entnommenen Darmabschnittes der Darm eröffnet wurde (aufgeschnitten wird), sodass eine Öffnung entsteht (Stoma). Hier wird die Ausscheidung (Stuhl oder Urin – abhängig von der Stomaart) ausgeleitet. An der davor markierten Stelle wurde dann der künstliche Darmausgang mit Nähten an der Bauchdecke fixiert.

3.0. STOMA-ARTEN
JETZT WIRD ES MEDIZINISCH

Das Verständnis für dein Stoma ist der erste Schritt zur Akzeptanz und einem guten Leben mit dem Stoma. Deshalb möchte ich hier aufklären wie ein Stoma angelegt wird und welche Arten von Stoma es gibt.

Ein Stoma ist eine künstliche Öffnung oder Darmöffnung, welche sich an der Bauchoberfläche befindet. Eine Stomaanlage oder auch künstlicher Darmausgang wird aufgrund von verschiedenen Grunderkrankungen angelegt.

Zu den Hauptursachen, die einen künstlichen Darmausgang erfordern, zählt Darmkrebs.

Darüber hinaus kann ein Stoma bei folgenden Erkrankungen nötig werden:

- Chronisch-entzündliche Darmerkrankungen wie Morbus Crohn und Colitis ulcerosa
- Divertikulitis (Entzündung von Ausstülpungen in der Darmschleimhaut)
- Angeborenen Fehlbildungen des Darms
- Angeborenen Dickdarmpolypen
- Verletzungen des Darms durch einen Unfall
- Fehlende oder unzureichende Funktion des Schließmuskels am After
- Darmdurchbruch
- Komplikationen nach einer Operation

Grundsätzlich gibt es drei verschiedene Stoma-Arten:

- Kolostoma
- Ileostoma
- Urostoma

Kolostoma

Ein Kolostoma (künstlicher Dickdarmausgang) wird angelegt, wenn der Dickdarm ausgeleitet wird. Dieser wird aus der Bauchdecke gezogen und an der Hautoberfläche angenäht. Ein Kolostoma lässt sich meistens gut versorgen, da die Stuhlkonsistenz normal (gewohnt geformt und fester) ist.

Bei einer Kolostomie-Anlage handelt es sich um eine operative Ausleitung des Dickdarms, dessen Ursache die Entfernung eines Teils des Dickdarms ist. Die Ausleitung kann prinzipiell an jeder Stelle des Dickdarms erfolgen, häufig wird sie allerdings im unteren Abschnitt (S-förmiger Dickdarm [Sigma]) angelegt. Da meist der größte Teil des Dickdarms noch erhalten bleibt, bleibt seine Funktion, den Stuhl einzudicken, weiterhin bestehen. Der Stuhl aus dem Kolostoma ist in den meisten Fällen kaum oder nur geringfügig anders, als jener vor der Operation. Die Ausscheidungen bleiben dickbreiig bis normal geformt. Da das Stoma selbst keine Muskulatur hat, um die Stuhlentleerung zu regulieren, wie es im Normalfall der Schließmuskel übernimmt, ist es bei einem Stomaträger notwendig einen Stomabeutel zu verwenden, welcher den Stuhl auffängt.

Es gibt zwei unterschiedliche Arten der Kolostomie: das endständige Kolostoma und das doppelläufige Kolostoma.

Endständiges Kolostoma

Ein endständiges Kolostoma kann vorübergehend oder auch dauerhaft angelegt werden.

Wenn Teile des Dickdarmes (Kolon) entfernt werden, aber das Rektum erhalten bleibt, ist das Stoma meist temporär angelegt, also nur für eine bestimmte Zeit. Hierbei wird der erkrankte Teil des Dickdarms entfernt und das gesunde Ende ausgeleitet, bzw. an der Bauchdecke angenäht. Daraus ergibt sich eine

Stomaanlage. Nach einiger Zeit kann es sein, dass das Stoma wieder zurückoperiert wird, indem beide Enden wieder zusammengefügt werden. Der Darm wird wieder in die Bauchdecke gelassen und der Stomaträger scheidet wieder über den Anus aus.

Wenn ein erkrankter Darmabschnitt inklusive des Rektums entfernt wird, ist die Stomaanlage dauerhaft. Eine permanente Stomaanlage kann auch der Fall sein, wenn ein Zusammenfügen der beiden Darmenden zu gefährlich ist oder es aus unterschiedlichen Gründen nicht möglich ist.

Doppelläufiges Kolostoma

Die doppelläufige Kolostomie wird auch Schlingenkolostomie genannt, weil eine Schlinge vom quer verlaufenden Dickdarm vor die Bauchhaut gezogen und geöffnet wird. So entsteht ein zum Stoma hinführender und ein vom Stoma wegführender Darmteil mit zwei Öffnungen. Manchmal sind die beiden Öffnungen durch eine Hautbrücke voneinander getrennt, damit Sie sich einfacher versorgen lassen. Diese Form des Stomas wird immer dann verwendet, wenn ein Teil des Darms geschont werden muss. Der vom Stoma wegführende Darmabschnitt wird entlastet, da der größere Teil der Ausscheidungen nicht durch diesen Abschnitt verläuft.

Stomaträger mit einem doppelläufigen Kolostoma spüren auch weiterhin ein Druckgefühl und können auf der Toilette je nach Grunderkrankung sogar kleine Stuhlmengen über den After ausscheiden. Dieser Stuhl kann dünnflüssig und mit Schleim vermischt sein – das ist ganz normal. Da bei der doppelläufigen Kolostomie weniger Dickdarm zur Verfügung steht, um den Nahrungsresten Wasser zu entziehen, sind die Ausscheidungen eher von breiiger Konsistenz. Das doppelläufige Kolostoma kann nach sechs Wochen bis drei Monaten wieder zurückverlegt werden. Dabei werden die beiden Darmteile wieder zusammengenäht und in den

Bauchraum zurückverlegt. Eine normale Entleerung über den After wird im Anschluss wieder möglich sein.

Ileostoma

Ein Ileostoma (künstlicher Dünndarmausgang) bedeutet, dass ein Teil des Dünndarms aus dem Bauchraum geleitet wird, d.h. der Dünndarm wird ausgeleitet. Dies kann vielerlei Gründe haben. Ein Ileostoma wird auch dann angelegt, wenn der gesamte Dickdarm erkrankt ist und entfernt werden muss oder der Schließmuskel erkrankt ist. Das Ileostoma wird normalerweise an der rechten Bauchseite angelegt. Die Hauptfunktion des Dickdarms ist es, den Stuhl einzudicken und diesem Flüssigkeit zu entziehen. Nachdem nur noch der Dünndarm aktiv ist und dieser den Stuhl nicht eindicken kann, ist die Ausscheidung des Ileostomas breiig bis dünnflüssig. Zudem ist die Ausscheidung aggressiv. Deshalb ist es bei dieser Stomaart äußerst wichtig, dass die Stomaversorgung gut hält, und rund um das Stoma dicht ist, sodass keine Ausscheidung auf die Haut gelangt.

Bei einem Ileostoma ist es notwendig mit einer Diätologin/Ernährungsberaterin, Ihrem Arzt oder der Stomaberaterin zu sprechen, da der Dickdarm seine Funktion (entzieht dem Stuhl Flüssigkeit und dickt diesen ein) nicht mehr erfüllen kann, weil der Stuhl nicht durch diesen hindurch transportiert wird.

Es gibt zwei verschiedene Arten eines Ileostomas:

Endständiges Ileostoma

Bei einem endständigen Ileostoma wird der Darm schlotförmig über Hautniveau eingenäht, um die Stomaversorgung zu vereinfachen und die Hautprobleme vorzubeugen, welche durch den Kontakt der aggressiven Ileostoma-Ausscheidung mit der Haut entstehen.

Hauptsächlich wird ein endständiges Ileostoma angelegt, wenn ein Teil des Dickdarms entfernt werden muss oder der Dickdarm entlastet werden soll. Diese Stomaart kann dauerhaft oder vorübergehend angelegt werden.

Häufig wird ein endständiges Ileostoma bei Menschen mit chronisch entzündlichen Darmerkrankungen (z.B. Colitis Ulcerosa, Morbus Chron, etc.) oder bei einer familiären Polyposis, die eine komplette Entfernung des Dickdarms mit sich bringen können, angelegt.

Doppelläufiges Ileostoma

Beim doppelläufigen Ileostoma wird die Dünndarmschlinge aus dem Bauch gezogen. Diese Schlinge wird eingeschnitten, so dass eine Öffnung entsteht. Die Stuhl ausscheidende Darmöffnung wird mit der Haut vernäht. Dieses Stoma wird über Hautniveau angelegt, um die Stomaversorgung zu vereinfachen. Der abführende Schenkel wird auf Hautniveau angenäht.

Dies bedeutet, dass ein doppelläufiges Stoma aus zwei Stomata besteht, welche nahe beieinander liegen.

Ein doppelläufiges Ileostoma wird im Normalfall nur vorübergehend angelegt. Hierbei wird oft der erkrankte Darmabschnitt entfernt und die beiden gesunden Enden wieder zusammengenäht. Damit dieser neu zusammengefügte Abschnitt heilen kann, muss dieser entlastet werden (Anastomosenschutz). Deshalb wird das Stoma angelegt. In den meisten Fällen wird das Stoma nach wenigen Wochen/Monaten wieder zurückverlegt.

Urostoma

Die künstlichen Harnableitungen werden Urostomien genannt. Je nach Grunderkrankung gibt es verschiedene Arten von Urostomien.

Eine künstliche Harnableitung wird erforderlich:

- bei bösartigen Erkrankungen der Blase
- bei nicht beherrschbarer Überaktivität der Blase
- infolge von Verletzungen

Die Anlage eines Urostomas geht, wenn es sich nicht um ei-ne Ersatzblase (Mainz-Pouch) handelt, immer mit dem Verlust der kontrollierten Harnausscheidung einher. Es wird ständig Urin ausgeschieden, da in der Regel die Harnblase als Reservoir fehlt oder nicht mehr funktionsfähig ist. Um diesen Urin aufzufangen, werden Stomabeutel als Versorgung gewählt. Welche Art der künstlichen Harnableitung im Einzelfall vorgenommen wird, rich-tet sich nach dem zugrundeliegenden Krankheitsbild. Da es meh-rere Möglichkeiten der künstlichen Harnableitung gibt, werden hier nur die häufigsten genannt.

Ileum-Conduit (Brickerblase)

Bei dieser Form der Urostomie wird ein Stück des Dünndarms (Ileum), bzw. des Dickdarms (Kolon) aus dem normalen Darmverlauf herausgenommen und durch die Bauchdecke nach außen geleitet. Die Harnleiter werden in dieses Conduit eingenäht. Während der ersten Zeit nach der Operation sorgen Harnleiterschienen (Splints) dafür, dass die Harnleiter sich nicht verengen und eine gleichmäßige Harnausscheidung gewährleistet ist. Zudem verhindern sie den Kontakt mit austretendem Urin und ermöglichen so eine ungestörte Wundheilung. Die Splints werden in der Regel noch während des Krankenhausaufenthaltes entfernt.

Die Harnleiterhautfistel (Ure-terocutaneostomie)

Bei der Ureterocutaneostomie wird der Harnleiter durch die Bauchdecke nach außen geleitet. Dies kann, je nach Krankheits-bild, so-
wohl für eine Niere als auch für beide Nieren unabhängig voneinander geschehen. Wenn es die Krankheit ermöglicht, kann
anstelle einer beidseitigen Harnleiterhautfistel ein Harnleiter mit
dem anderen verbunden werden, sodass nur eine Ausleitung
durch die Bauchdecke nötig wird. Diese Art der Harnleiterhautfistel wird Transureteroureterocutaneostomie (TUUC) genannt.

Die Ersatzblase (Mainz-Pouch)

Im Gegensatz zu den bisher beschriebenen Arten der Urostomie
bestimmen die Betroffenen hier selbst den Zeitpunkt der Harn-
entleerung. Das heißt, der/die Träger/in eines Pouches bleibt kon-
tinent. Bei dieser speziellen Art der Urostomie wird aus Teilen des
Dick- oder Dünndarms eine Ersatzblase gebildet. Diese wird über
ein Dünndarmstück oder den Blinddarm mit dem Nabel verbunden
und kann somit Hilfe eines Katheters intermittierend entleert werden.

Wie Du selbst ist jedes Stoma einzigartig. Nicht alle Stomata sind
gleich. Sie unterscheiden sich in Größe, Form und Lage. In meinem Fall wurde ein doppelläufiges Kolostoma gelegt, welches später zurückverlegt werden konnte.

4.0. DIE ERSTE ZEIT NACH DER OPERATION

Als ich aus der Narkose erwachte, war alles anders. Ich spürte die Schmerzen der Operation und das Fremdgefühl des Beutels auf meiner Haut. Es dauerte einige Minuten, bis ich realisierte, dass ich auf der Intensivstation lag und dieser Beutel nun mein Alltag sein würde. Der erste Gedanke war: Wie soll ich das jemals schaffen? Doch dieser Gedanke wich bald einem anderen: Ich habe es überlebt. Das ist der erste Schritt.

Intensivstation? Was ich nicht wusste, ist das es nach einer solchen Operation ganz normal ist wenn man sich auf der Intensivstation widerfindet Dort ist in den ersten Tagen eine engmaschige Kontrolle gewährleistet.

Die erste Konfrontation mit meinem Stoma-Beutel war schockierend. Ich konnte kaum hinsehen. Was mich jedoch überraschte, war die Geduld und Freundlichkeit des Pflegepersonals. Eine Krankenschwester setzte sich neben mich und erklärte mir Schritt für Schritt, wie ich den Beutel ausstreichen sollte. Sie sprach ruhig und ermutigend, als wäre es das Normalste der Welt. Ich muss dazu sagen, dass die Beutel im Krankenhaus andere sind, als die die man später zu Hause verwendet. Die im Krankenhaus sind größer zum Ausstreifen und meist transparent. Sie sind leider wenig ermutigend.

Die Tage nach der Operation waren ein Wechselbad der Gefühle. Schmerzmittel halfen, die akuten Beschwerden zu lindern, aber die psychische Belastung war ebenso groß. Ich musste lernen, mein Stoma zu akzeptieren und mit ihm umzugehen. Jeder Morgen begann mit einer Mischung aus Erleichterung, die Nacht überstanden zu haben, und Angst vor dem, was der Tag bringen würde. Ich fühlte mich hilflos, beinahe wie ein Kind, das alles neu lernen musste. Doch diese ersten Schritte, so klein sie auch waren, gaben mir Hoffnung. Jeder Tag brachte einen winzigen Fortschritt: einen

Moment weniger Schmerz, eine Bewegung mehr, die ich selbstständig ausführen konnte.

Besonders schwierig war der erste Moment, in dem ich meinen Stoma ohne Versorgungsmaterial im Spiegel sah. Es war ein Schock, meinen Körper so verändert zu sehen. Die Krankenschwester, die mir beistand, sprach beruhigende Worte: „Das ist jetzt ein Teil von Ihnen, aber es definiert nicht, wer Sie sind." Diese Worte blieben mir im Gedächtnis.

Ich begann, das Stoma nicht nur als Fremdkörper zu sehen, sondern als etwas, das mir das Leben gerettet hatte.

Die Unterstützung des Pflegepersonals war unbezahlbar. Sie zeigten mir nicht nur technische Aspekte wie das Wechseln des Beutels und das Reinigen der Haut, sondern gaben mir auch das Gefühl, dass ich nicht allein war. Besonders hilfreich war es, kleine Tricks zu lernen, die den Alltag erleichtern würden: wie man den Beutel diskret unter der Kleidung trägt, welche Produkte Hautreizungen vermeiden und wie man sich auf Notfälle vorbereitet.

Emotional war diese Zeit eine Achterbahnfahrt. Ich erlebte Momente tiefer Traurigkeit, in denen ich um meinen alten Körper trauerte und mich fragte, warum mir das passiert war. Doch genauso erlebte ich Augenblicke von Dankbarkeit – für die Menschen um mich herum, für die medizinischen Möglichkeiten, die mir das Leben retteten, und für die kleinen Siege, die ich jeden Tag erringen konnte.

Ein besonderer Wendepunkt war das erste Mal, als ich den Beutel selbst wechselte. Meine Hände zitterten, und ich hatte Angst, etwas falsch zu machen. Doch die Stomatherapeutin des Krankenhauses stand mir zur Seite und führte mich ruhig durch jeden Schritt. Als ich es schließlich allein geschafft hatte, war es, als hätte ich einen Berg bestiegen. Es war nur ein kleiner Moment, doch für mich fühlte es sich wie ein großer Erfolg an.

Es gab aber auch lustige Momente, die mir zeigten, dass man das Ganze mit einer Prise Humor besser bewältigen kann. An einem Tag kamen meine Frau und mein Sohn mich besuchen. Da ich noch nicht so gut auf den Beinen war, nahm ich mir einen Rollstuhl als Gehhilfe. Jonas setzte sich als „Gegengewicht" in den Rollstuhl und so schob ich ihn langsam vor mir her. Es kam wie es kommen musste. Ich hatte Blähungen. „Papa, hast Du mir gerade in den Nacken gefurzt!" sagte mein Sohn und wir mussten alle laut Lachen. „Mal gut, das der Beutel kein Loch hatte", sagte ich.

Während der Zeit im Krankenhaus begann ich schon mit der Planung für die Zeit danach. Pflegegrad beantragen, Firma für Versorgungsmaterial finden und kontaktieren, Rücksprache mit der Krankenkasse halten, Pflegedienst für die erste Zeit zur Wundversorgung beauftragen und vieles mehr. Man glaubt gar nicht um was man sich auf einmal alles kümmern muss. *Welche Firma für Stomaprodukte nehme ich? Wie und wann bekomme ich mein benötigtes Versorgungsmaterial? Welchen Pflegedienst gibt es in meiner Nähe? Welcher davon ist gut? Was wird mich das ganze Kosten? Kommt eine Reha für ich in Frage?*

Das sind nur einige Fragen mit denen ich mich auseinandersetzen musste. Hier gilt es je früher du dir Gedanken darum machst um so schneller und einfacher wird es. Von meiner Stomatherapeutin im Krankenhaus bekam ich einen Zettel mit unzähligen Adressen von Pflegediensten und Stomatherapeuten. Ich wählte aus dem Bauch heraus und die Wahl die ich traf, war für mich goldrichtig. Ich hatte mich für eine Stomatherapeutin direkt von einem Hersteller entschieden. Mehr dazu im nächsten Kapitel.

Nach etwa zehn Tagen wurde ich entlassen. Die Rückkehr nach Hause war ein weiterer Meilenstein. Einerseits freute ich mich, meine gewohnte Umgebung wiederzusehen, andererseits fühlte ich mich unsicher ohne die standige Unterstützung des Pflegepersonals. Doch ich wusste, dass ich diesen Weg weitergehen musste – Schritt für Schritt, Tag für Tag.

5.0. ALLTAG NEU ERLERNEN

Die ersten Tage zu Hause waren eine Herausforderung. Jeder Handgriff musste geplant werden, und ich fühlte mich schnell überfordert. Doch mit der Zeit fand ich meinen eigenen Rhythmus. Meine Familie war eine unschätzbare Hilfe. Sie unterstützten mich nicht nur praktisch, sondern auch emotional, indem sie mir immer wieder zeigten, dass ich nicht allein war. Zudem besuchte mich die Stomatherapeutin zu Hause und konnte alle meine Fragen bezüglich Verbrauchsmaterial und Hilfsmittel beantworten. Hier zeigte sich, dass meine Wahl genau richtig war. Sie zeigte mir noch einmal den richtigen Umgang mit den Stomaprodukten und gab mir einige Produktmuster zum Ausprobieren.

In diesen Tagen begann ich, mein Stoma nicht mehr als Feind, sondern als Begleiter zu sehen. Wir überlegten in der Familie welchen Namen wir dem neuen Begleiter geben. Mäxchen, Fritzchen, Stomi oder sogar Meutel (Halb Mensch – halb Beutel) waren nur einige Vorschläge.

Ich lernte, ihm dankbar zu sein – für die zweite Chance, die er mir gab. Dieser Perspektivwechsel war der erste Schritt auf dem Weg zu einem neuen Alltag.

Kleidung: Zwischen Komfort und Diskretion

Eines der ersten Dinge, die mir auffielen, war, dass nicht mehr alle Kleidungsstücke aus meinem Schrank passten. Enge Hosen fühlten sich unbequem an und betonten den Beutel. Zunächst war ich frustriert – wie sollte ich mich jemals wieder modisch oder attraktiv fühlen? Doch bald lernte ich, dass es viele Möglichkeiten gibt, Kleidung anzupassen, ohne den eigenen Stil zu opfern. Weite Oberteile, Poloshirts nicht in die Hose stecken, lockere Hosen mit elastischem Bund und Kleidungsschichten wurden zu meinen besten

Freunden. Spezielle Stoma-Unterwäsche, die es zu kaufen gibt, wollte ich jedoch nicht. Ich wollte alles so normal halten wie eben möglich. Ein breiter Stomagürtel hingegen bot zusätzlichen Halt und Sicherheit *(Details dazu findest du bei Tipp 13)*. Mit der Zeit entdeckte ich, dass es nicht darum ging, sich zu verstecken, sondern Kleidung zu finden, die zu meinem neuen Leben passte.

Ernährung: Was der Körper nun braucht

Auch mein Essverhalten musste ich anpassen. Bestimmte Lebensmittel, die ich früher ohne Nachdenken genossen hatte, führten jetzt zu Blähungen. Ich begann, ein Ernährungstagebuch zu führen, um herauszufinden, welche Speisen gut für mich waren und welche ich besser meiden sollte. Die Beratung durch eine Ernährungsberaterin war hilfreich. Sie gab mir Tipps, wie ich eine ausgewogene Ernährung beibehalten konnte, ohne auf Geschmack zu verzichten. Mehrer kleiner Mahlzeiten über den Tag verteilt erwiesen sich für mich und meinen Verdauungstrakt als schonender. Besonders wichtig war es, genug zu trinken, um Komplikationen zu vermeiden.

Hygiene: Die neue Routine

Die Pflege meines Stomas wurde schnell zur Routine. Es war wie das Erlernen einer neuen Fähigkeit – anfangs mit Unsicherheiten und kleinen Fehlern, doch mit der Zeit gewann ich an Selbstvertrauen. Ich entwickelte eine eigene Methode, die für mich am besten funktionierte, und lernte, auf die Bedürfnisse meiner Haut zu achten. *(Details dazu findest du bei Tipp 1, 2 und 3)* Besonders hilfreich waren spezielle Hautschutzprodukte, die die anfänglichen Reizungen verhinderten. Ein gut sitzender Beutel war entscheidend, um Lecks zu vermeiden. Dabei halfen mir die Empfehlungen der Stomatherapeutin und der Austausch mit anderen Betroffenen in Online-Foren.

Soziale Situationen: Ängste überwinden

Der Gedanke, mit dem Stoma in der Öffentlichkeit zu sein, bereitete mir zunächst große Sorgen. Was, wenn der Beutel Geräusche machte oder ein unangenehmer Geruch entstand? Diese Ängste hielten mich anfangs davon ab, Freunde zu treffen oder auszugehen. Doch ich merkte schnell, dass ich mich nicht isolieren wollte. Kleine Schritte halfen mir, Vertrauen zu gewinnen. Ein Spaziergang im Park, ein kurzer Einkauf im Supermarkt – jeder Erfolg gab mir Mut. Diskrete Hilfsmittel, wie geruchsdichte Beutel oder Filter, gaben mir zusätzlich Sicherheit. Mit der Zeit konnte ich mich entspannen und bemerkte, dass die meisten Menschen meine neue Lebenssituation gar nicht wahrnahmen.

Die ersten Rückschläge

Natürlich gab es auch Rückschläge. Ein Malheur in der Öffentlichkeit, der Beutel hatte sich gelöst, oder ein misslungener Beutelwechsel konnten mich an den Rand der Verzweiflung bringen. Doch diese Momente lehrten mich, geduldig mit mir selbst zu sein. Fehler waren Teil des Lernprozesses und kein Grund, aufzugeben. Bei mir hatte sich zum Beispiel bei der Arbeit im Garten einmal die Basisplatte an einer Seite gelöst und mein T-Shirt sah wie eine gebrauchte Windel aus. Die Sache war schnell gelöst. Sachen aus, ab in die Waschmaschine oder in den Müll, duschen und eine neue Versorgung anlegen.

Kleine Erfolge feiern

Einer der wichtigsten Schritte auf meinem Weg war, kleine Erfolge zu würdigen. Jeder Tag, an dem ich den Beutel sicher tragen konnte, jede Mahlzeit, die ich ohne Probleme vertrug, war ein Sieg. Diese Momente halfen mir, das Vertrauen in meinen Körper und meine Fähigkeiten wieder aufzubauen.

Dieses Kapitel meines Lebens zeigte mir, dass Anpassungsfähigkeit der Schlüssel war. Obwohl vieles neu und ungewohnt war, fand ich mit der Zeit einen Alltag, der sich wieder nach meinem Leben anfühlte – ein Leben, das nicht trotz, sondern mit meinem Stoma lebenswert war.

Toilettengang trotz Stoma

Beim ersten Mal war ich vollkommen überrascht und habe gedacht, dass mit meinem Stoma etwas nicht stimmt. Aber dem ist zum Glück nicht so, es ist völlig normal, dass über den natürlichen Darmausgang auch Ausscheidungen kommen. Zumindest wenn eine Rückverlegung geplant ist. Denn dann verbleibt der Darm im Körper. Im stillgelegten Teil des Darms findet zwar keine Verdauung mehr statt, allerdings ist der Dickdarm immer noch aktiv und produziert Schleim. Dieser Schleim bildet eine eher klebrige Masse, die auch ab und zu raus muss, so hat man dann auch Stuhlgang.

6.0. PSYCHOLOGISCHE HÜRDEN
DER KAMPF IM KOPF

Nachdem ich die ersten praktischen Herausforderungen mit meinem Stoma gemeistert hatte, stellte sich schnell heraus, dass die größte Hürde nicht körperlicher, sondern psychologischer Natur war. Die Veränderung meines Körpers und die damit einhergehende Angst, nicht mehr „normal" zu sein, belasteten mich tief. Dieses Kapitel beschreibt meinen Weg, mich selbst wieder zu akzeptieren und den inneren Frieden zu finden.

Der erste Blick in den Spiegel

Ich erinnere mich genau an den Moment, als ich meinen Körper zum ersten Mal nach der Operation bewusst im Spiegel betrachtete. Ich starrte auf die Stelle, an der sich der Beutel befand, und spürte eine Mischung aus Schock, Trauer und Abscheu. Mein Körper, der mir zuvor vertraut gewesen war, erschien mir fremd. Tränen liefen über mein Gesicht, während ich mich fragte: „Wie soll ich so weitermachen?"

Dieser erste Blick löste eine Kaskade an Emotionen aus. Es fühlte sich an, als hätte ich einen Teil meiner Identität verloren. Der Wunsch, die Zeit zurückzudrehen, war überwältigend. Doch gleichzeitig wusste ich, dass ich keine Wahl hatte – ich musste mich dieser Realität stellen.

Selbstakzeptanz: Ein mühsamer Prozess

Die Selbstakzeptanz kam nicht über Nacht. Es war ein langsamer, schmerzhafter Prozess. Anfangs vermied ich Spiegel und das Betrachten meines Stomas. Doch mit der Zeit zwang ich mich, hinzusehen. Was bei einem Wechsel des Beutels ohnehin unvermeidbar ist. Ich wusste, dass ich mich nicht für immer vor mir selbst verstecken konnte.

Ein wichtiger Schritt war, die Geschichte hinter meinem Stoma anzuerkennen. Dieser kleine Beutel war nicht nur eine Veränderung, sondern auch ein Lebensretter. Er war der Grund, warum ich überhaupt noch lebte. Diese Erkenntnis half mir, ihn nicht länger als Feind, sondern als Begleiter zu sehen.

Körperbild und Intimität

Ein weiterer großer Aspekt war mein Körperbild und die Frage nach Intimität. Ich machte mir Sorgen, wie andere auf mein Stoma reagieren würden, insbesondere meine Frau. Diese Unsicherheiten waren anfangs lähmend. Doch mit der Zeit lernte ich, offen darüber zu sprechen. Obwohl es normal ist, sich nicht sicher zu fühlen, wie die Stomaoperation deinen Körper verändert, können intime Begegnungen weiterhin ein Teil deines Lebens und des Lebens deines Partners/deiner Partnerin sein. Kommunikation und Vertrauen stehen im Mittelpunkt des Rehabilitationsprozesses. Es ist beruhigend zu wissen, dass Geschlechtsverkehr dem Stoma nicht schadet – und dir auch nicht. Spreche mit deinem Partner / deiner Partnerin über deine Gefühle und beantworte auch seine/ihre Fragen. Mit der Zeit und einer positiven Einstellung kannst du eine für beide Seiten befriedigende sexuelle Beziehung führen.

Tipps für mehr Intimität

- Vertrauen ist der Schlüssel zu friedlicher Intimität. Je mehr du mit deinem Partner/deiner Partnerin über dein Stoma sprichst, darüber, wie du dich fühlst und was du brauchst, desto stärker wird eure Bindung.

- Es gibt ein altes Sprichwort: Die Art und Weise, wie du dich selbst siehst, beeinflusst die Art und Weise, wie die Leute dich sehen. Nimm dir nach der Operation Zeit, um zu erkennen, welche Veränderungen dein Körper durchgemacht hat, analysiere deine Gefühle darüber, wie du dich nach der Operation fühlst, und sprich mit deinem Partner/deiner Parterin darüber. Du wirst feststellen, dass die Akzeptanz deines Körpers nach der Operation mit der Zeit kommt.

- Leere den Beutel oder legen eine frische Versorgung an, bevor du mit dem Geschlechtsverkehr beginnst

- Wenn dein Stoma dich in intimen Momenten unsicher macht, decke den Beutel mit einer Unterwäsche oder einem T-Shirt ab.

Für Frauen

- Wenn du die Pille nimmst, musst du möglicherweise die Verhütung ändern, besonders wenn du ein Ileostoma hast. Orale Kontrazeptiva werden nicht mehr zuverlässig aufgenommen, da der Dünndarm kürzer ist.

- Nach der Operation leiden viele Frauen unter einer trockenen Scheide. Probiere es mit einem Intimgleitmittel aus oder sprich mit deinem Arzt über andere Möglichkeiten zur Behandlung von Scheidentrockenheit.

Für Männer

- Einige Männer können kurz nach der Operation Symptome einer erektilen Dysfunktion oder Unfähigkeit haben, einen

Samenerguss zu bekommen. Mach dir keine Sorgen. Dies kann häufig vorkommen. Die Dysfunktion kann durch einen chirurgischen Eingriff oder durch die Angst vor Zärtlichkeiten im Intimbereich verursacht werden. Wenn die Erektionsstörungen bestehen bleiben, sprich mit deinem Arzt, der dir helfen kann.

Kleine Rituale für das Selbstvertrauen

Ein weiterer Schlüssel zur Selbstakzeptanz waren kleine Rituale, die mein Selbstvertrauen stärkten. Ich begann, mir jeden Morgen bewusst Zeit zu nehmen, um mich fertig zu machen – nicht nur, um den Beutel zu wechseln, sondern um mich zu pflegen und mich schön zu fühlen. Diese Momente gehörten nur mir und halfen mir, mich wieder mit meinem Körper zu verbinden.

Die Erkenntnis: Ich bin mehr als mein Stoma

Der Wendepunkt kam, als ich realisierte, dass mein Stoma nur ein Teil von mir ist, aber nicht definiert, wer ich bin. Ich begann, die positiven Aspekte meines Lebens stärker wahrzunehmen: die Menschen, die mich unterstützen, die Dinge, die ich trotz aller Herausforderungen erreichen konnte, und die Stärke, die ich in mir selbst entdeckte.

Dieses Kapitel ist ein Zeugnis dafür, dass die größte Heilung oft im Kopf beginnt. Es zeigt, dass Akzeptanz nicht bedeutet, alles perfekt zu finden, sondern Frieden mit dem Unperfekten zu schließen. Heute sehe ich meinen Körper als Symbol für meine Überlebenskraft – eine Erinnerung daran, wie weit ich gekommen bin.

7.0 GESELLSCHAFTLICHE HERAUSFORDERUNGEN

Wie erklärt man Freunden, Kollegen oder Fremden, dass man ein Stoma hat?

Der Übergang von der privaten Auseinandersetzung mit meinem Stoma zu einem Leben in der Öffentlichkeit war eine der größten Herausforderungen. Ich wusste, dass ich mich irgendwann den Blicken und Fragen anderer Menschen stellen müsste – und mir selbst. Dieses Kapitel beleuchtet, wie ich mit Unsicherheiten, Missverständnissen und Stigmata umging und meinen Weg fand, selbstbewusst durchs Leben zu gehen.

Die ersten Schritte nach draußen

Nach den ersten Wochen zu Hause fühlte ich mich sicher genug, kurze Spaziergänge zu unternehmen. Doch schon das Verlassen des Hauses löste eine Welle von Unsicherheiten aus: Was, wenn der Beutel verrutscht? Was, wenn ein Geräusch entsteht oder der Geruch auffällt? Diese Fragen hielten mich anfangs davon ab, mich frei zu bewegen.

Meine ersten Ausflüge waren von Vorsicht geprägt. Ich wählte leere Straßen oder ging früh am Morgen, um Begegnungen mit anderen Menschen zu vermeiden. Doch ich erkannte schnell, dass diese Zurückhaltung mich nicht weiterbringen würde. Ich wollte mein Leben nicht auf das Verstecken reduzieren. Es war Zeit, Mut zu fassen.

Der Umgang mit neugierigen Blicken

In den ersten Wochen bildete ich mir oft ein, dass alle Menschen auf meinen Stoma-Beutel starrten, obwohl er unter meiner Kleidung versteckt war. Ich fühlte mich entblößt und verletzlich. Doch irgendwann fragte ich mich: „Was, wenn niemand wirklich hinsieht? Was, wenn ich mir das nur einrede?" Dieser Gedanke half mir, die vermeintliche Aufmerksamkeit anderer zu relativieren.

Dennoch gab es auch Momente, in denen neugierige Blicke oder unbedachte Fragen tatsächlich vorkamen. „Was ist das?" oder „Warum trägst du so weite Kleidung?" waren Sätze, die mich anfangs verunsicherten. Mit der Zeit entwickelte ich eine Strategie: Offenheit oder Humor. Oft erklärte ich in einfachen Worten, dass ich einen künstlichen Darmausgang habe – nicht mehr und nicht weniger. Die meisten Menschen reagierten verständnisvoll, einige sogar bewundernd für meinen Mut. Auch im Freundeskreis gab es zunächst Unsicherheiten. Ich hatte Sorge, als „der Kranke" wahrgenommen zu werden. Doch das Gegenteil war der Fall: Meine Freunde unterstützten mich, halfen mir bei logistischen Herausforderungen wie der Auswahl von Restaurants mit geeigneten Toiletten und fragten, wie sie mich unterstützen könnten. Ihre Offenheit und Fürsorge stärkten mein Selbstvertrauen.

Umgang mit Vorurteilen

Leider stieß ich auch auf Vorurteile. Manche Menschen hatten Vorstellungen, die so weit von der Realität entfernt waren, dass ich zunächst sprachlos war. „Kannst du überhaupt noch normal arbeiten?" oder „Ist das nicht ekelhaft?" waren Fragen, die mich tief verletzten. Doch ich lernte, solche Kommentare nicht persönlich zu nehmen. Stattdessen nutzte ich diese Gelegenheiten, um aufzuklären und Missverständnisse auszuräumen.

Der Weg zu mehr Selbstbewusstsein

Der Schlüssel, um mit diesen Herausforderungen umzugehen, war für mich, mein Selbstbewusstsein Stück für Stück aufzubauen. Ich begann, mich selbst nicht mehr nur als „die oder der mit dem Stoma" zu sehen, sondern als jemand, der stark, belastbar und wertvoll ist – mit oder ohne Beutel. Auch der Sprachgebrauch änderte sich. Ich sagte nicht mehr wie anfangs, dass ich den Beutel wechseln muss, sondern sagte, wie jeder andere Mensch, das ich auf die Toilette gehe. Auch wenn es banal erscheint, war auch das ein Schritt zurück zur Normalität. Zusätzlich half es mir, mich mit Menschen auszutauschen, die ähnliche Erfahrungen gemacht hatten. Ihre Geschichten und ihr Mut inspirierten mich, meinen eigenen Weg zu finden.

Das erste Mal, als ich einem nahestehenden Menschen von meinem Stoma erzählte, war unglaublich schwer. Doch ihre Reaktion war liebevoll und unterstützend. Sie sah nicht den Beutel, sondern mich – die gleiche Person, die ich vor der Operation gewesen war. Dieser Moment gab mir Mut, weiter offen mit meiner Situation umzugehen.

Heute weiß ich: Mein Stoma macht mich nicht weniger zu dem Menschen, der ich bin. Es ist ein Teil meiner Geschichte, aber es definiert mich nicht. Indem ich lernte, mich selbst anzunehmen, gewann ich die Kraft, auch in der Öffentlichkeit sicher aufzutreten und mein Leben wieder in vollen Zügen zu genießen.

8.0 URLAUB
AUCH DAS GEHT

Nach all diesen Einschnitten in meinem Leben und dem meiner Familie entschieden wir uns Urlaub zu machen. *„Urlaub? Eine fremde Umgebung?"*

Ich hatte alles notwendige gelernt und mein Leben wieder in den Griff bekommen. Für Strandurlaub war ich jedoch noch nicht bereit. Das warme Wetter, der feine Sand und am Strand nur mit einer Badehose bekleidet machten mir Sorgen. Wir entschieden uns daher für eine Kreuzfahrt durch die norwegischen Fjorde.

Etwas Ruhe tanken und die Zeit mit der Familie genießen. Nach all der Zeit war es genau das Richtige. Auch wenn es etwas mehr Planung benötigte, ausreichend Versorgungsmaterial bestellen und einpacken, den Stomapass auszufüllen *(Details Siehe Tipp 9)* usw. war die Vorfreude groß. Bei der Buchung der Kreuzfahrt konnte ich schon meine medizinische Versorgung mit angeben.

Eine Reise mit einem Kreuzfahrtschiff ist immer ein besonderes Erlebnis, doch die Fahrt zu den norwegischen Fjorden war besonders. Schon beim Betreten des eleganten Kreuzfahrtschiffes wurden wir von der entspannten und luxuriösen Atmosphäre empfangen. Alles ist perfekt organisiert, sodass die Vorfreude auf die kommenden Tage sofort zunahm. Ich wusste hier bin ich gut aufgehoben.

Nachdem wir die Kabine bezogen hatten, hieß es: Leinen los! Die Ausfahrt aus dem Hafen wurde von einer sanften Brise und der Aussicht auf die weite See begleitet. Auf dem Sonnendeck konnten wir uns zurücklehnen und den Horizont betrachten, während das Schiff langsam Kurs auf die majestätischen Fjorde Norwegens nahm.

Die norwegischen Fjorde sind ein Wunder der Natur, und der erste Blick darauf war schlicht atemberaubend. Das Schiff glitt langsam durch die schmalen Wasserstraßen, eingerahmt von steilen Felswänden und tosenden Wasserfällen. Besonders beeindruckend war die stille Würde der Landschaft – als würde die Zeit hier stillstehen.

Auch hier an Board entwickelte ich schnell eine neue Routine für das Wechseln des Stomabeutels. Meist ging ich dafür auf eine der zahlreichen barrierefreien Toiletten, da das Badzimmer in der Kabine sehr klein und eng war.

Badespass trotz Stoma

Sogar die Pools konnte ich ohne Problem nutzen. Für meinen Stomabeutel hatte ich kleine Aufkleber dabei, die den eingebauten Aktivkohlefilter verschloßen. Für mehr Halt beim Badespass, habe ich zusätzlich einen Stomagürtel und ein T-Shirt getragen. Das T-Shirt gab mir das Gefühl, das nicht jeder auf meinen Beutel schaut. Zunächst hatte ich Sorge, dass Baden mit T-Shirt, wie in vielen Schwimmbädern, nicht gestattet sein. Aber die Sorge war unberechtigt. Nur im Whirlpool war es mir nachmittags zu eng und zu voll. Daher entschieden mein Sohn und ich, den Whirlpool immer früh Morgens zu benutzen. Da hatten wir die Badelandschaft für uns allein und konnten entspannt das warme Wasser und die Aussicht genießen.

Landgänge voller Abenteuer

Einer der Höhepunkte der Reise waren die Landgänge. Kleine malerische Städtchen wie Vik, Maloy oder Bergen boten die Gelegenheit, norwegische Kultur und Geschichte hautnah zu erleben. Wie immer hatte ich meine kleine „Wickeltasche" stets dabei. So konnte ich mich sicher fühlen für alle Situationen gewappnet zu sein. Die Kontrolle der Tasche durch den Zoll beim Verlassen und beim Betreten des Schiffes war nie ein Problem.

Auch die Zeit auf dem Schiff war ein Genuss. Die verschiedenen Restaurants boten kulinarische Höhepunkte. Am Abend lockten Shows und Livemusik in das Bordtheater, während die Bars der perfekte Ort waren, um den Tag bei einem Cocktail ausklingen zu lassen. Nach einer Woche voller unvergesslicher Eindrücke kehrte das Schiff schließlich in den Ausgangshafen zurück. Der Abschied fiel schwer, denn die Kombination aus der majestätischen Natur der norwegischen Fjorde und dem erstklassigen Service an Bord hatte diesen Urlaub zu einem unvergesslichen Erlebnis gemacht, auch oder sogar wegen dem Stoma.

9.0 PROBLEME
ES GIBT FÜR ALLES EINE LÖSUNG

Undichte Beutel

Das Auslaufen des Beutels ist neben Geräuschen, Geruch und Sichtbarkeit der Versorgung eines der Sorgen, die Stomapatienten haben. Die Anpassung an das Leben mit einem Stoma hängt weitgehend von der Gesundheit der peristomalen Haut ab. Hautirritationen werden reduziert, wenn die Basisplatte gut sitzt und es nicht regelmäßig zu Leckagen kommt. Hier hat mir das Gespräch mit der Stomaterapeuthin geholfen. Das Stoma verändert sich mit der Zeit in seiner Form. Daher muss auch der Ausschnitt in der Basisplatte angepasst und optimiert werden. Nach der Anpassung des Ausschnitts hielt wieder alles perfekt.

Vakuumbildung

Von Vakuumbildung spricht man, wenn sich Stuhlgang im oberen Beutelbereich ansammelt und nicht nach unten in den Beutel rutscht. Durch diesen „Stau" kann sich der Beutel von der Haut oder bei zweiteiligen Versorgungen von der Basisplatte ablösen. Oft lässt sich die Vakuumbildung, die meist bei Colostomiebeuteln auftritt, durch das Abkleben des Filters regulieren.

Ballonfahren

Zum Aufblasen kommt es, wenn Luft aus dem Verdauungssystem im Stomabeutel eingeschlossen wird und dieser sich aufbläht. Das kann passieren wenn der Filter im Beutel verstopft ist. Ich habe dann meist einfach den Beutel gewechselt oder wenn es nicht anders ging, den Beutel oben kurz an der Basisplatte gelöst, so dass die Luft entweichen konnte. Sollte dieses Problem häufiger auftreten würde ich dir, wie bei allen Problem, empfehlen mit deiner Stomatherapeuten zu sprechen.

Hautgesundheit

Die Hautgesundheit ist eines der häufigsten Probleme nach einem Stoma: Bei mehr als 30 % der Patienten treten innerhalb von 90 Tagen nach dem Eingriff peristomale Hautkomplikationen auf. Auch hierfür gibt es natürlich unterschiedliche Lösungen. Mir half anfänglich ein Hydrokolloid-Puder. Es vermindert Hautirritationen, die bei feuchter Haut auftreten. Er absorbiert Feuchtigkeit, sodass die Haut trocken bleibt und besser heilen kann. Das Puder kann direkt auf die nässenden Stellen aufgetragen werden und fettet nicht wie normales Babypuder.

10.0 TIPPS UND TRICKS

Am Ende dieses Buches möchte ich dir praktische Ratschläge geben: von der richtigen Pflege, über nützliche Hilfsmittel bis hin zu Tricks, wie man unangenehme Situationen vermeidet. Diese Tipps haben mir den Alltag erleichtern und Mut gemacht. Auch hier gilt, was für den einen eine Hilfe ist, kann für jemanden andren weniger hilfreich oder sogar hinderlich sein.

Tipp 1: Spiegelkacheln auf Höhe des Stomas installieren

Der Alltag mit einem Stoma bringt einige Herausforderungen mit sich, besonders wenn es darum geht, den Stomabeutel zu wechseln oder die Haut rund um das Stoma zu reinigen. Eine einfache, aber äußerst praktische Lösung, die mir den Umgang erheblich erleichtert hat, ist das Anbringen von Spiegelkacheln im Badezimmer – und zwar genau auf Höhe des Stomas.

Warum ist das so hilfreich? Ein Spiegel auf Augenhöhe des Stomas ermöglicht es, bei der Pflege beide Hände frei zu haben und gleichzeitig eine klare Sicht auf den Bereich zu behalten. Das Hantieren mit Spiegeln, die man in der Hand hält, gehört damit der Vergangenheit an. Sie können die Reinigung gründlicher und den Beutelwechsel einfacher machen, besonders in den ersten Wochen, wenn man noch dabei ist, die besten Handgriffe zu erlernen.

Die Installation ist unkompliziert. Selbstklebende Spiegelkacheln sind in den meisten Baumärkten oder online erhältlich und lassen sich leicht anbringen, ohne dass aufwändige Renovierungen nötig sind. Achte darauf, die Kacheln an einer Position anzubringen, die dir eine natürliche und bequeme Haltung ermöglicht.

Ein solches Hilfsmittel kann den Alltag enorm erleichtern und dazu beitragen, die Pflege des Stomas stressfreier und effizienter zu gestalten. Probiere es aus – oft sind es die kleinen Dinge, die einen großen Unterschied machen!

Tipp 2: Der Beistellwagen
Ordnung und Komfort im Bad

Ein gut organisierter Beistellwagen im Bad kann zu deinem besten Helfer im Alltag werden. Dieses mobile Ordnungssystem sorgt dafür, dass all deine Stoma-Versorgungsmaterialien stets griffbereit sind – und genau das macht den Unterschied in stressigen Momenten.

Wähle einen Wagen mit mehreren Ebenen oder Fächern, der sich leicht verschieben lässt. Ideal sind Modelle mit Rollen, die du flexibel dort platzieren kannst, wo du sie gerade brauchst. Ordne dein Material so, dass es deinem persönlichen Ablauf entspricht. Meine Aufteilung war wie folgt: In der oberste Ebene hatte ich die wichtigsten Utensilien wie Stomabeutel, Basisplatten und Hautschutzprodukte untergebracht. Darunter fanden zusätzliche Artikel wie Reinigungstücher, Müllbeutel oder die Stomaschere Platz. Auf der untersten Ebene hatte ich Vorräte gelagert, damit ich immer gut ausgestattet war.

Ein solcher Beistellwagen hat nicht nur praktischen Nutzen, sondern kann dir auch helfen, Ruhe und Struktur in deinen Alltag zu bringen. Du sparst Zeit und vermeidest die nervige Suche nach einzelnen Produkten, gerade wenn es schnell gehen muss. Mit etwas Kreativität kannst du den Wagen sogar optisch ansprechend gestalten – vielleicht mit kleinen Körbchen, farblich passenden Boxen oder einer Ablage für Desinfektionsmittel und Handtücher.

Dieser kleine Helfer wird schnell zu einem unverzichtbaren Bestandteil deiner Routine und gibt dir das beruhigende Gefühl, für alle Situationen gewappnet zu sein.

Tipp 3: Deine persönliche "Stoma-Wickeltasche"

Unterwegs zu sein, kann mit einem Stoma manchmal eine Herausforderung sein – aber mit der richtigen Vorbereitung bist du für jede Situation gerüstet. Eine kleine, modische Tasche, die alle wichtigen Utensilien griffbereit hält, kann dein Leben deutlich erleichtern. Sie ist nicht nur praktisch, sondern gibt dir auch das gute Gefühl, auf alles vorbereitet zu sein. Ich habe sie immer meine kleine Wickeltasche genannt. Früher hatten wir für unseren Sohn, als er noch ein Baby war, immer eine Wickeltasche dabei und nun brauchte ich halt eine.

Was sollte in deiner "Wickeltasche" auf keinen Fall fehlen? Hier sind die Essentials:

1. Wechselbeutel – Für den Fall, dass du den Beutel unterwegs austauschen musst, ist ein Ersatzbeutel unverzichtbar. Achte darauf, immer mindestens zwei dabei zu haben.
2. Basisplatten – Falls sich die Basisplatte löst oder ersetzt werden muss, ist es beruhigend, auch hierfür vorgesorgt zu haben.
3. Reinigungstücher – Ob Feuchttücher oder spezielle Reinigungstücher für die Haut: Sie sind praktisch, um schnell und hygienisch alles zu säubern.

4. Müllbeutel – Kleine, diskrete Müllbeutel sind ideal, um gebrauchte Materialien sicher und hygienisch zu entsorgen, bis du einen geeigneten Mülleimer findest.

5. Deodorant – Ein kleines Deo für unterwegs gibt dir zusätzliche Sicherheit und ein frisches Gefühl, falls du dich zwischendurch auffrischen möchtest. In vielen Drogeriemärkten gibt es Deos in Probiergrößen. Diese sind ideal für die Tasche.

6. Stomapass – er ist hilfreich bei Veranstaltungen wie zum Beispiel einem Fußballspiel oder Konzert. Damit kann man die Sicherheitskontrolle schneller und diskreter hinter sich bringen. Ich muss dazu sagen, dass ich ihn nie vorzeigen musste. Ein Blick des Sicherheitspersonals in die „Wickeltasche" hat meist gereicht. Aber er gibt dir das gute Gefühl auch bei solchen Kontrollen, Probleme vermeiden zu können.

Bei der Auswahl der Tasche solltest du darauf achten, dass sie kompakt, aber geräumig genug ist, um alles Nötige unterzubringen. Sie sollte sich leicht öffnen lassen und am besten in dein alltägliches Outfit integrieren – ob sportlich, schick oder casual. Schließlich geht es nicht nur um Funktionalität, sondern auch darum, dass du dich wohlfühlst. Ich hatte zwei Taschen. Eine kleine für kurze Wege wie zum Beispiel Einkaufen gehen und eine etwas größere wenn ich wusste, dass ich den ganzen Tag unterwegs sein werde.

Mit einer gut ausgestatteten Tasche bist du bestens vorbereitet, egal wo der Tag dich hinführt. Und das Wichtigste: Du kannst mit mehr Gelassenheit unterwegs sein, denn du weißt, dass du immer alles zur Hand hast, was du brauchst.

Tipp 4: Notfallset im Auto
Für alle Fälle gerüstet

Als Stomaträger weiß man, dass das Leben manchmal unvorhersehbar ist. Ob bei einem längeren Ausflug, einem spontanen Zwischenstopp oder einfach in einem stressigen Moment – es kann passieren, dass man die gewohnte "Wickeltasche" zu Hause vergisst. Genau hier kann ein clever vorbereitetes Notfallset im Auto ein echter Lebensretter sein.

Ein einfacher Ziplock-Beutel reicht aus, um die wichtigsten Utensilien kompakt und hygienisch aufzubewahren. Im Prinzip ist der Inhalt der gleiche wie in der „Wickeltasche".

Das Notfallset ist nicht nur praktisch, sondern gibt dir auch ein Stück zusätzliche Sicherheit. Du weißt, dass du für jeden Ernstfall vorbereitet bist, selbst wenn einmal etwas schiefgeht. Am besten lagerst du das Set an einem festen Platz im Auto, damit du es bei Bedarf schnell zur Hand hast.

Ein kleiner Tipp: Überprüfe dein Set regelmäßig, um sicherzustellen, dass alle Materialien vollständig sind und die Kleber der Basisplatten oder Beutel noch einwandfrei haften. So bist du immer optimal ausgerüstet – egal, wohin die Reise geht!

Tipp 5: Die Stomaschere – ein kleiner Helfer

Eine Stomaschere mag auf den ersten Blick nicht zwingend notwendig erscheinen, doch sie kann den Alltag eines Stomaträgers erheblich erleichtern. Diese spezielle Schere ist gebogen und so gestaltet, dass sie sich optimal an die Rundungen und Konturen der Basisplatte anpasst.

Mit ihrer Hilfe lässt sich das Loch in der Basisplatte präzise auf die benötigte Größe zuschneiden. Das ist besonders wichtig, um sicherzustellen, dass die Platte perfekt sitzt und so einen guten Halt bietet. Ein sauber geschnittenes Loch kann nicht nur den Tragekomfort erhöhen, sondern auch das Risiko von Hautirritationen durch schlecht sitzende Platten reduzieren.

Die Investition von unter 10 Euro lohnt sich allemal, wenn man bedenkt, wie oft die Schere im Einsatz sein wird. Für viele Stomaträger wird sie zu einem unverzichtbaren Werkzeug im täglichen Umgang mit ihrem Stoma.

Natürlich ist es möglich, die Basisplatte auch mit einer gewöhnlichen Schere zuzuschneiden, doch die Stomaschere bietet durch ihre Form und Handhabung einen spürbaren Vorteil. Sie ist ein kleines, aber nützliches Hilfsmittel, das Zeit spart und den Anpassungsprozess angenehmer macht.

Tipp 6: Nutze barrierefreie Toiletten

Habe keine Scheu barrierefreie (behinderten) Toiletten zu benutzen. Sie bieten oft einen entscheidenden Vorteil für Stomapatienten: mehr Platz und bessere Bedingungen, um den Beutel zu wechseln. Anders als in herkömmlichen Toilettenkabinen, die oft eng und unkomfortabel sind, verfügen diese Toiletten in der Regel über großzügige Platzverhältnisse, die das Handling erheblich erleichtern.

Die zusätzlichen Haltegriffe können dabei helfen, Stabilität zu wahren, falls Du länger stehen oder dich abstützen musst. Außerdem bieten viele dieser Toiletten ein Waschbecken direkt in der Kabine, was es einfacher macht, Deine Hände zu waschen oder kleinere

Reinigungsarbeiten vorzunehmen, ohne die Kabine verlassen zu müssen.

Ein weiterer Vorteil: Barrierefreie Toiletten sind oft deutlich sauberer und weniger frequentiert, was zusätzlichen Komfort und Diskretion bedeutet – gerade in Momenten, die ein wenig mehr Zeit und Ruhe erfordern.

Tipp: Trage wenn möglich einen sogenannten Euro-WC-Schlüssel* bei dir, der dir Zugang zu vielen barrierefreien Toiletten in Deutschland und Europa ermöglicht. Dieser Schlüssel kann über Organisationen wie den Club Behinderter und ihrer Freunde (CBF) erworben werden. Ich habe so einen Schlüssel allerdings nicht gebraucht, kann mir aber vorstellen, dass es ganz sinnvoll sein kann.

*Der Euroschlüssel ist ein 1986 vom CBF – Club Behinderter und ihrer Freunde in Darmstadt und Umgebung e. V. – in vielen (primär deutschsprachigen) Ländern eingeführtes Schließsystem, welches körperlich beeinträchtigten Menschen ermöglicht, mit einem Einheitsschlüssel selbständig und kostenlos Zugang zu behindertengerechten sanitären Anlagen und Einrichtungen zu erhalten, z. B. an Autobahn- und Bahnhofstoiletten, aber auch für öffentliche Toiletten in Fußgängerzonen, Museen oder Behörden. Das System wird in ganz Europa, jedoch vorwiegend in Deutschland, Österreich und der Schweiz angewendet. Quelle: Wikipedia

Indem du barrierefreie Toiletten nutzt, schaffst du dir eine stressfreie Umgebung, in der du die notwendige Ruhe hast, um dich um dein Stoma zu kümmern – egal, wo du gerade unterwegs bist.

Tipp 7: Die kleinen Helfer
Müllbeutel aus der Drogerie

Eine einfache, aber äußerst praktische Lösung für die Entsorgung von benutzten Stomabeuteln sind kleine Müllbeutel, die eigentlich für Baby-Windeln gedacht sind und in vielen Drogeriemärkten erhältlich sind. Sie kosten in der Regel nicht viel, ca. 1,50 € für 100 Stück. Diese Windelbeutel sind nicht nur handlich und unauffällig, sondern oft auch leicht parfümiert, was unangenehme Gerüche effektiv reduziert. Ich habe zur Sicherheit meist zwei Beutel benutzt. Einen beim Wechsel des Stomabeutels und einen zum Schluss noch einmal drumherum. Doppelte Sicherheit bietet hier ein gutes Gefühl, besonders wenn es einmal etwas flüssiger ist. Es gibt auch spezielle Entsorgungsbeutel für Erwachsene. Die sind aber oft deutlich teurer, ca. 10 € für 100 Stück und haben mir keinen wirklichen Mehrwert gegeben.

Gerade unterwegs oder auf Reisen erweisen sich diese Beutel als wahre Alltagshelfer. Sie lassen sich problemlos in der Tasche verstauen und sorgen dafür, dass man sich keine Sorgen über Gerüche oder die richtige Entsorgung machen muss. Einfach den gebrauchten Stomabeutel diskret einpacken, sicher verschließen – und anschließend entsorgen.

Diese kleinen Beutel können nicht nur den Umgang mit dem Stoma erleichtern, sondern auch ein Stück Alltag zurückgeben. Ein Tipp, der sich lohnt auszuprobieren!

Tipp 8: Entspannt essen im Restaurant

Der Besuch in einem Restaurant soll vor allem eines sein: ein Genuss und eine angenehme Zeit in Gesellschaft. Doch für Stomapatienten kann die Sorge um mögliche Geräusche, die durch das Stoma entstehen, anfangs ein wenig verunsichernd sein. Schließlich verfügt das Stoma über keinen Schließmuskel, was dazu führen kann, dass Blähungen oder andere Geräusche unkontrolliert auftreten.

Um sich in solchen Momenten wohler zu fühlen, habe ich immer, einen Sitzplatz neben einer vertrauten Person eingenommen, die über mein Stoma Bescheid wusste. Diese Person kann dir Rückhalt geben, falls du dich unsicher fühlst, und versteht die Situation ohne peinliche Fragen. So hast du die Freiheit, das Essen und die Gesellschaft zu genießen, ohne sich übermäßig Gedanken zu machen.

Falls ein unerwartetes Geräusch auftritt, denke immer daran: Es ist menschlich, und oft nehmen andere Menschen solche Kleinigkeiten gar nicht bewusst wahr. Mit ein wenig Humor und Gelassenheit lassen sich solche Momente meist charmant übergehen. Mir half es immer weiterzureden als wäre Nichts geschehen.

Genieße das Erlebnis – gutes Essen und schöne Gesellschaft sind es wert!

Tipp 9: Entspannt Reisen mit Stoma
Gut vorbereitet ans Ziel.

Reisen mit einem Stoma erfordert ein wenig mehr Planung, aber mit den richtigen Vorbereitungen kannst du deinen Urlaub oder deine Geschäftsreise entspannt genießen. Ein unverzichtbares Hilfsmittel für Flugreisen ist der sogenannte Stomapass. Dieses Dokument enthält wichtige Informationen über dein Stoma, die medizinischen Notwendigkeiten und die Materialien, die du bei dir führst. Es kann dir dabei helfen, die Sicherheitskontrollen am Flughafen reibungsloser zu passieren, insbesondere wenn dein Handgepäck kontrolliert wird.

Ein besonders wichtiger Punkt: Scheren dürfen nicht ins Handgepäck!

Damit du dennoch gut vorbereitet bist, empfiehlt es sich, vorab zwei oder drei Grundplatten passgenau zuzuschneiden und diese griffbereit mitzunehmen. So kannst du dich während der Reise unkompliziert versorgen, falls nötig.

Der wichtigste Packtipp für Stomapatienten ist, dass du alle Deine Stoma-Materialien im Handgepäck haben solltest. Es kommt immer wieder vor, dass aufgegebenes Gepäck verloren geht und sich die Reise verzögern kann. Wenn du also alles bei dir hast, was du brauchst, musst du dir keine Sorgen machen. Denke daran, die Anzahl und Größe der von deiner Fluglinie erlaubten mitzunehmenden Handgepäckstücke zu überprüfen, da dies je nach Fluglinie unterschiedlich sein und sich ändern kann.

Mit der richtigen Vorbereitung wird deine Reise nicht nur einfacher, sondern auch entspannter – und du kannst dich voll und ganz auf dein Ziel freuen!

Tipp 10: Hautschutzringe
Kleine Helfer mit großer Wirkung

Hautschutzringe sind ein echter Geheimtipp für Stomaträger, auch wenn sie nicht standardmäßig zum Versorgungsmaterial gehören. Ihre flexible, knetgummiartige Beschaffenheit macht sie unglaublich vielseitig und effektiv.

Diese unscheinbaren Ringe werden direkt an der Basisplatte angebracht, um die empfindliche Haut rund um das Stoma bestmöglich zu schützen. Sie schaffen eine zusätzliche Barriere, die das Austreten von Stuhl oder Sekret verhindert, und sorgen dafür, dass die Haut trocken und intakt bleibt. So reduzierst Du das Risiko von Hautirritationen, Reizungen oder Entzündungen erheblich – Probleme, die viele Stomaträger nur allzu gut kennen.

Doch das ist noch nicht alles: Hautschutzringe übernehmen auch eine Abdichtungsfunktion. Sie schließen kleine Lücken zwischen Haut und Stomaversorgung zuverlässig, wodurch Undichtigkeiten deutlich seltener auftreten. Egal, ob die Haut durch Falten, Narben oder Unebenheiten herausfordernd ist – die Ringe passen sich flexibel an und sorgen für eine optimale Versorgung.

Für viele Stomaträger, so auch für mich, sind sie eine wertvolle Ergänzung, die den Alltag nicht nur einfacher, sondern auch sicherer macht. Wenn du sie noch nicht ausprobiert hast, könnte es sich lohnen, sie in deine Routine aufzunehmen. Deine Haut wird es dir danken!

Tipp 11: Plane rechtzeitig
Bestell frühzeitig Dein Versorgungsmaterial

Es gibt kaum etwas Unangenehmeres, als sich Gedanken darüber machen zu müssen, ob das Stoma-Versorgungsmaterial bis zur nächsten Lieferung ausreicht. Diese Unsicherheit kann schnell zu zusätzlichem Stress führen – und genau das solltest du vermeiden.

In der Regel dauert es etwa 14 Tage, bis deine Bestellung geliefert wird. Hier kann es natürlich von Hersteller zu Hersteller Unterschiede geben. Daher ist es wichtig, den Bestand regelmäßig zu überprüfen und rechtzeitig nachzubestellen. Bedenke: Es können immer unvorhergesehene Verzögerungen auftreten, sei es durch Lieferengpässe, Feiertage oder andere unerwartete Ereignisse. Es kann natürlich auch passieren, dass du einmal mehr Beutel am Tag brauchst als sonst. Das ist ganz normal.

Ich habe es mir angewöhnt, stets einen etwas größeren Vorrat zu Hause zu haben und nach der Lieferung direkt die Nächste anzustoßen. So war ich auf der sicheren Seite und musste mir nie Sorgen machen, dass etwas fehlen könnte. Ein paar zusätzliche Packungen im Schrank zu haben, gibt nicht nur Sicherheit, sondern auch ein Stück Gelassenheit im Alltag.

Ein weiterer Vorteil: Wenn du frühzeitig planst, bleibt auch Zeit, um neue Produkte oder Anpassungen zu testen, ohne dass du in Zeitnot gerätst. Schließlich ist die richtige Versorgung entscheidend für dein Wohlbefinden und deine Lebensqualität.

Mach dir selber das Leben einfacher – plane vorausschauend und bestelle lieber einmal zu früh als zu spät!

Tipp 12: Das richtige Zubehör finden
Eine persönliche Entdeckungsreise

Als Stomaträger gibt es eine Vielzahl von Hilfsmitteln und Zubehörteilen, die dir das Leben erleichtern können. Die Auswahl reicht von Fixierstreifen und Modellierstreifen über geruchsneutralisierende Gleitmittel bis hin zu Pflasterentfernersprays und vielem mehr. Es kann anfangs überwältigend wirken, doch nicht alles davon wird für jeden gleichermaßen notwendig oder hilfreich sein.

In meiner eigenen Erfahrung haben sich einige Hilfsmittel als besonders nützlich erwiesen. Wie schon zuvor erwähnt, möchte ich hier noch einmal die Stomaschere und die Hautschutzringe hervorheben. Diese beiden Helferlein waren für mich essenziell, um meine Versorgung optimal anzupassen und meine Haut zu schützen. Doch eines habe ich schnell gelernt: Was für den einen unverzichtbar ist, mag für den anderen völlig überflüssig sein. Jeder Mensch hat andere Bedürfnisse und Vorlieben, und deshalb ist es wichtig, sich die Zeit zu nehmen, verschiedene Produkte auszuprobieren. Vielleicht erleichtert ein geruchsneutralisierendes Gleitmittel deinen Alltag, oder du findest heraus, dass Modellierstreifen für dich unverzichtbar sind, um deine Versorgung individuell anzupassen.

Mein Rat: Sei neugierig und offen für Neues. Scheue dich nicht, verschiedene Hilfsmittel zu testen. Oft gibt es kostenlose Produktmuster von den Herstellern und sprich mit deinem Stomatherapeuten oder deiner Fachkraft darüber, was dir empfohlen wird. Oft hilft es auch, Erfahrungen mit anderen Stomaträgern auszutauschen – niemand kennt die kleinen Tricks und Kniffe des Alltags besser als diejenigen, die selbst damit leben.

Am Ende zählt nur eines: Finde die Produkte, die für dich persönlich den größten Komfort und die beste Unterstützung bieten. Dein Alltag mit einem Stoma sollte so unkompliziert wie möglich sein – und das richtige Zubehör kann dabei eine große Hilfe sein.

Tipp 13: Der Stomagürtel
Mehr Halt und Sicherheit im Alltag

Ein weiters hilfreiches Hilfsmittel, das mir zusätzlichen Halt und ein gesteigertes Sicherheitsgefühl bot, war der Stomagürtel. Dieser breite Gürtel wird um den Bauch getragen und hat ein großes Loch. Diese wird um die Basisplatte gelegt und der Stomabeutel durchgeführt. Er sorgt dafür, dass das Stoma und der Beutel stabil an ihrem Platz bleiben. Gerade nach dem Wechsel der Grundplatte, sorgte dieser Gürtel für den richtigen Anpressdruck bis die Platte sicher hält.

Der Stomagürtel ist besonders in Situationen nützlich, in denen du dich viel bewegst – sei es beim Sport, bei körperlicher Arbeit oder auf Reisen. Er schützt den Beutel vor ungewolltem.

Ein weiterer Vorteil ist die Diskretion: Der Gürtel hilft, die Konturen der Platte unter der Kleidung zu glätten, sodass du dich auch in engerer Kleidung sicher und wohl fühlen kannst.

Beim Kauf eines Stomagürtels ist es wichtig, auf die richtige Passform zu achten. Viele Modelle sind verstellbar und in verschiedenen Größen erhältlich, sodass sie individuell an deinen Körper angepasst werden können. Auch das Loch muss passgenau zugeschnitten werden. Hier kann dir aber deine Stomatherapeutin helfen. Materialien, die atmungsaktiv und weich sind, sorgen für zusätzlichen Komfort – besonders, wenn du den Gürtel über einen längeren Zeitraum trägst.

Probiere den Stomagürtel in deinem Alltag aus und finde heraus, ob er für dich ein hilfreiches Accessoire sein kann. Viele Betroffene berichten, dass sie sich mit diesem zusätzlichen Schutz wesentlich sicherer fühlen und dadurch noch mehr Freiheit und Unbeschwertheit im Alltag genießen.

Tipp 14: Schließmuskeltraining

Wie jeder Muskel, der nicht beansprucht wird, kann auch der Schließmuskel erschlaffen oder verkümmern. Sollte bei dir eine Rückverlegung geplant sein, mache regelmäßig Schließmuskeltraining, damit nach der Rückverlegung es nicht zu unerwünschten Zwischenfällen kommt. Am einfachsten ist es hin und wieder einfach die Pobacken zusammen zu kneifen. Mir hat ein Arzt gesagt, am einfachsten beim Autofahren an jeder roten Ampel.

Tipp 15: Reha

Sicherlich kommt nicht für jeden eine Reha in Frage und es ist auch nicht leicht sie genehmigt zu bekommen, aber für mich war es genau das Richtige. Erkundige dich frühzeitig ob es für dich eine Möglichkeit gibt, denn die Genehmigung kann einige Wochen oder Monate dauern.

Tipp 16: Schwerbehindertenausweis

Mit einem Stoma, kann man einen Schwerbehindertenausweis beantragen. Ich habe einen mit einem GdB von 50 erhalten. Auch hier dauert es einige Zeit vom Antrag bis zum Erhalt des Ausweises. Der Ausweis dient dazu, bestimmte Rechte und Vergünstigungen gewährt zu bekommen, um Menschen mit Einschränkungen Teilhabe am gesellschaftlichen Leben zu erleichtern und die finanzielle Belastung zu verringern. Er kann beim Versorgungsamt beantragt werden.

11.0 RÜCKVERLEGUNG
ALLES AUF ANFANG

Nach 6 Monaten mit dem Stoma war es soweit. Die Nachsorgeuntersuchungen im Krankenhaus zeigten, dass der Darmabschnitt hinter dem Stoma verheilt war und keine neuen Entzündungen zu erwarten sein. Daher entschloss ich mich in Rücksprache mit den Ärzten für eine Rückverlegung. Bis zum Termin der Rückverlegung informierte ich mich ausgiebig im Internet. *Welche Risiken bestehen? Kann ich danach wieder normal auf die Toilette gehen?*

Die Antworten die ich zu lesen bekam schockten mich. Nach einer Stoma-Rückverlegung kann es zu Durchfall und breiigem Stuhlgang kommen, der wochenlang anhält. Dies liegt daran, dass der Darm nach der Operation seine Funktion zur Eindickung des Stuhls erst wieder erlernen muss.

Ich fand Begriffe wie: Stuhlinkontinenz, Anal-Tampons und Windelhosen. Das sind Worte mit denen ich mich noch nie befasst hatte und auch nicht wirklich befassen möchte, entschied ich für mich. Ich hatte das Jahr über gelernt, mich neuen Situationen anzupassen. Das gab mir Zuversicht.

Ende November ging ich also erneut ins Krankenhaus. Ich dachte noch, jetzt bin ich dieses Jahr zum fünften Mal hier und hoffentlich auch das letzte Mal. Die Krankenschwestern auf der Station begrüßten mich schon mit Namen. Hier kannte man mich inzwischen. Es war schön, so warmherzig begrüßt zu werden. Auch die Ärzte auf der Station erinnerten sich an mich. Fast schon wie das Aufeinandertreffen guter Freunde.

Die Operation verlief ohne Komplikationen. Als ich im Aufwachraum zu mir kam, war mein ständiger Begleiter weg. Dort wo der Stomabeutel hing, war nun nur ein großes Pflaster. Ich erholte mich sehr schnell von der OP und begann mit leichter Kost meinen Darm auf die nun wieder zu erledigende Aufgabe vorzubereiten.

Was für ein toller Moment, als ich das erste Mal nach Monaten „normal" zur Toilette gehen musste und konnte. Ich freute mich wie einen Kleinkind, das zum ersten Mal ins Töpfchen gemacht hatte. Stuhlinkontinenz war für mich zum Glück kein Thema. Auch wenn der Stuhl anfangs noch etwas weicher/flüssiger war, regelte sich das bei mir sehr schnell.

Nach nur wenigen Tagen konnte ich das Krankenhaus wieder verlassen. Musste jedoch noch zwei Mal hin zur Wundkontrolle. Dabei zeigte sich, dass sich viel Wundwasser in der Wunde angesammelt hatte. Der Arzt öffnete ein kleines Stück der Naht und das Wundwasser konnte abfließen. Kurz darauf folgte die 3-wöchige Reha.

12.0. REHA
ENDE EINE LANGEN WEGS

Nach fünf Krankenhausaufenthalten und drei Operationen, war ich ausgelaugt und geschwächt. Ich konnte von alleine nicht wieder zu meiner alten Form finden. Durch eine falsche Haltung nach den Operationen (Schonhaltung) lief ich immer etwas gebückt und hatte oft Rückenschmerzen. Daher hatte ich im Vorfeld eine Reha beantragt. Ich wollte nicht nur körperlich wieder fit werden sondern auch geistig.

Den Kopf freibekommen und Abstand von dem gewinnen, was war. Nur 10 Tage nach der OP führte mich meine Reha, Anfang Dezember, drei Wochen lang nach Bad Wildungen - fern von meiner geliebten Familie aber auch fern von jeglichem vorweihnachtlichen Stress. Neben Fitness und Gymnastik, standen hier auch die Wundversorgung und Entspannung im Vordergrund. Hier entschied ich mich auch endgültig dieses Buch zu schreiben.

SCHLUSSWORT

Das Leben mit einem Stoma ist nicht das Ende – es kann ein Neuanfang sein. Es ist eine Chance, das Leben aus einer neuen Perspektive zu betrachten, Prioritäten zu setzen und die eigene Stärke zu entdecken. Es mag am Anfang beängstigend erscheinen, und der Weg ist nicht immer leicht. Doch mit jedem Schritt lernst du, dass ein erfülltes, aktives Leben trotz der Herausforderungen möglich ist.

Mit diesem Buch möchte ich dir Mut machen, deine Reise anzunehmen, auch wenn sie zunächst unbekanntes Terrain ist. Es geht nicht darum, perfekt zu sein oder jede Hürde sofort zu meistern. Es geht darum, dir die Zeit zu geben, die du brauchst, und dabei die kleinen Fortschritte zu schätzen, die dir zeigen, dass du vorankommst.

Das Leben stellt uns manchmal vor Herausforderungen, die wir uns nie hätten vorstellen können. Doch gerade in diesen Momenten entdecken wir oft Stärken, von denen wir nicht wussten, dass sie in uns stecken. Dein Stoma ist nicht das Ende deines Weges – es ist ein Teil davon. Ein Teil, der dich nicht begrenzt, sondern dir die Möglichkeit gibt, neue Wege zu gehen, neue Chancen zu ergreifen und das Beste aus jeder Situation zu machen.

Ich hoffe, dieses Buch kann dir dabei helfen, den ersten Schritt in Richtung Akzeptanz, Stärke und Zuversicht zu gehen. Du bist nicht allein auf diesem Weg. Tausende Menschen haben ähnliche Erfahrungen gemacht und meistern ihren Alltag, ihre Träume und ihre Zukunft – und du kannst das auch.

Erinnere dich daran: Es geht nicht nur darum, das Leben zu bewältigen, sondern es in vollen Zügen zu leben. Mit Geduld, Mut und einem offenen Herzen kannst du einen neuen Alltag gestalten, der nicht nur sicher, sondern auch erfüllend ist.

Ich wünsche dir von Herzen alles Gute, Kraft für die Herausforderungen und Freude an den kleinen und großen Momenten, die dir das Leben schenkt. Dein Weg liegt vor dir, und ich bin überzeugt, dass du ihn mit Würde, Stärke und einem Lächeln gehen wirst.

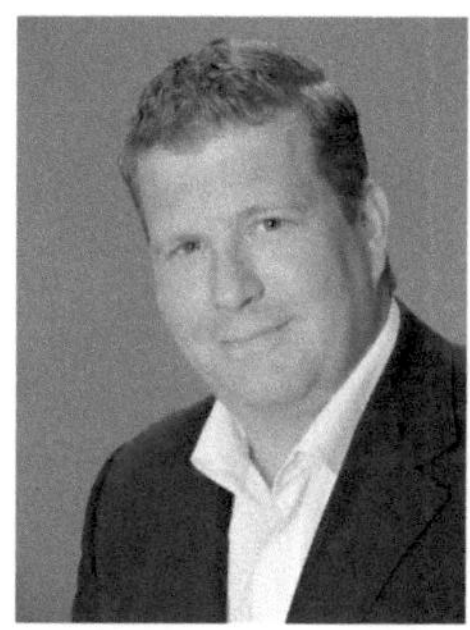

Thomas Heinze, 46 Jahre alt, ist verheiratet, Vater eines Sohnes und lebt mit seiner Familie in Krefeld. Beruflich ist er als Diplom-Marketing-Kommunikationswirt tätig und bringt mit seinem kreativen Hintergrund frischen Wind in alles, was er anpackt.

Nachdem er selbst die Diagnose erhielt, die sein Leben auf den Kopf stellte, und die Herausforderung eines Lebens mit Stoma meisterte, entschloss er sich, seine Erfahrungen zu teilen. Mit seinem Buch „Stoma ohne Koma" möchte er Betroffenen und Angehörigen Mut machen und ihnen zeigen, dass das Leben auch nach einem großen Einschnitt weiterhin lebenswert und erfüllend sein kann.

Thomas Heinze verbindet in seinem Buch persönliche Erlebnisse, praktische Tipps und eine gute Portion Humor – immer mit dem Ziel, anderen auf ihrem Weg Orientierung und Zuversicht zu geben.